DE

L'EMPLOI DES SYSTÈMES

DANS LA

MÉDECINE PRATIQUE.

Discours inaugural, prononcé le 10 ventôse, an 7 de la République, par PIERRE MOSCATI, *professeur de clinique en l'université de Pavie, l'un des quarante de la Société italienne, et membre de plusieurs académies étrangères.*

Traduit de l'italien,

PAR CHARLES SULTZER,

Prosecteur de l'école spéciale de médecine de Strasbourg.

A STRASBOURG,
Chez F. G. LEVRAULT, imprimeur-libraire.

An 8 de la République.

LA médecine dans son principe était, selon les anciennes traditions, simple dans ses connaissances et dans ses moyens; les hommes l'étaient aussi dans leur régime, leur vêtement et leurs coutumes : doués de vertus austères, ils connaissaient à peine les vices.

Dans ces temps éloignés, l'art de la médecine s'enseignait en présence de son objet, et les jeunes gens apprenaient la science médicale au lit du malade, d'où elle reçut le nom de *médecine clinique.* Alors un homme, après avoir suivi l'enseignement de ses maîtres, recueilli les histoires d'un grand nombre de maladies, et acquis par sa propre expérience le diagnostic de celles qui étaient les plus fréquentes, le disciple, ne connaissant qu'un très-petit nombre de remèdes, devenait maître à son tour : tel était l'usage de ces temps. Les jeunes gens qui désiraient devenir médecins, l'accompagnaient au lit des malades, qui étaient souvent logés chez lui. Ils traçaient l'histoire des maladies, décrivaient leur terminaison, indiquaient les remèdes qui avaient été, soit utiles, soit nuisibles, y ajoutaient les réflexions simples et nullement systématiques de leur maître; puis, commençant eux-mêmes à traiter des malades, ils devenaient médecins. C'est ainsi que cet art fut exercé jusqu'au temps, à-peu-près, d'Hippocrate, qui fut, à ce qu'on présume, le premier qui réduisit cet art à une certaine suite de principes réguliers, et qui en fit une espèce de système.

Ce disciple mémorable du philosophe Démocrite, en possession de la science médicale des *Asclépiades*, et probablement versé dans les connaissances médicales des Égyptiens, après avoir visité les écoles alors célèbres de Coos, de Gnide, de Rhodes; après avoir parcouru la Lybie et la célèbre Délos (1), surpassa de beaucoup la réputation déjà très-grande de son maître; il rassembla les divers fragmens épars qui composaient notre art, et en forma un corps de doctrine, dans lequel il n'omit point de comprendre et à imprimer les préceptes les plus philosophiques de la saine morale (2). Presque toute sa doctrine, bravant les attaques des différentes sectes qui se sont succédées, a été transmise de siècles en siècles jusqu'à nous, comme l'objet le plus digne d'estime. Hippocrate fut le premier, il faut le dire à sa gloire, qui sut employer la méthode descriptive la plus précise des maladies; en effet, il élagua, par un jugement sévère, tout raisonnement superflu, et ne s'occupa qu'à rapporter avec un laconisme précieux les faits avérés par l'observation : on peut s'en convaincre par

---

(1) Voyez *Mercurial. variar. lection.*, lib. 2, cap. 8.

(2) Quoiqu'on ne croie point que le serment, *jusjurandum*, compté parmi les livres d'Hippocrate, soit de lui, cependant sa morale se recueille dans ses écrits, et il est vraisemblable que cet ouvrage a été tiré de sa doctrine. Voyez MEIBOMIUS *in jusjurandum Hippocratis*; GRUNER *censura librorum Hippocratis*, qui tous deux l'ont assigné à Hippocrate. Voyez aussi GREGORY, *sur les devoirs, les qualités et les connaissances d'un médecin*; traduit de l'anglais. Paris, 1788.

la lecture de son premier et troisième livre des Épidémies, dont il est certainement l'auteur (1).

A peine la médecine fut-elle réduite en un système, c'est-à-dire, à cette disposition réglée des idées, au moyen de laquelle, par quelques principes fondamentaux, on dériva successivement diverses autres connaissances qui se soutinrent et s'éclairèrent réciproquement, que les philosophes, toujours jaloux d'embrasser l'universalité des sciences naturelles, lesquels s'étaient déjà appliqués à l'étude de la médecine, s'en rendirent maîtres; et, comme ils étaient alors divisés en différentes sectes, ainsi qu'ils l'ont été depuis cette époque, ils accablèrent l'art de guérir d'une multiplicité d'hypothèses, de raisonnemens, de théories nuisibles et de brillantes superfluités. La voie directe de l'observation étant abandonnée et par fois même rejetée avec mépris, la médecine éprouva autant de modifications, parut sous autant de langages qu'il y eut de sectes différentes de philosophes. Ces sectes, qui étaient souvent ennemies les unes des autres et presque toujours en contradiction entre elles, se ressemblaient sous un seul rapport; car elles étaient toutes également orgueilleuses dans leur médiocrité. Tantôt on voulut expliquer la formation des corps organiques par un mélange facile à comprendre des élémens; d'autrefois toute la théorie médicale fut déduite du système corpusculaire, et l'on dit que

(1) Voyez la *Classification des ouvrages d'Hippocrate*, par le très-savant MERCURIAL, qui fut ensuite adoptée par VANDERLINDEN et par d'autres. HALLER *bibliotheca medico-pratica*, t. 1; GRUNER, *censura libror. Hippocr.*

l'état de la santé dépendait de la juste proportion entre les atomes élémentaires de nos fluides et les pores par lesquels ils devaient passer ; que les maladies dépendaient, soit du resserrement, soit du relâchement trop grand des pores, ainsi le pensait la secte des méthodistes, d'*Asclépiade*, de *Thémison*, de *Thessale* et de beaucoup d'autres qui s'appelèrent méthodiques : ensuite, que tout l'art de la médecine consistait à resserrer ou à relâcher par le moyen des divers médicamens ; de là l'humide, le sec, le chaud, le froid, propriétés des quatre élémens, l'eau, l'air, la terre et le feu, furent les bases sur lesquelles reposa l'explication de la bonne constitution des tempéramens, des différentes maladies, et de l'action diverse des médicamens. Cette théorie, fille du péripathéticisme aristotélien, exposée par *Galien* avec une grande et éloquente prolixité, se soutint pendant plusieurs siècles; cependant les grands progrès dans la physique, la chimie et les sciences mathématiques, vinrent renverser la doctrine galénique. Alors il lui fut substitué des systèmes, ou, pour mieux dire, des hypothèses plus ingénieuses, mieux imaginées, puisqu'elles étaient en quelques parties appuyées par des observations et des expériences ; mais au fond elles ne furent réellement ni plus utiles, ni plus claires, ni plus satisfaisantes.

En effet, quoique les *Willis*, les *Sylvius*, *Tachenius*, *Vieussens*, *Langrisch*, avec un grand nombre de leurs contemporains laborieux, eussent réussis à détruire la doctrine de Galien, cependant la pratique de l'art de guérir n'obtint aucun avantage de la théorie chimique ; car on ne put jamais faire voir dans le corps humain vivant, ni les acides, ni les alkalis, ni les fermens, ni les acrimonies supposées, attendu que la digestion ne s'opère point par la fermentation; que le mouvement du cœur n'est point soutenu par le mélange du chyle avec le sang chargé de particules sulphureuses; que les esprits vitaux, dans la supposition même qu'ils existassent, ne sont point formés par la distillation dans le cerveau; que le scorbut, les rhumatismes et la goutte ne sont point le produit des acrimonies particulières et chimériques; que les fièvres n'ont point pour cause l'excès du soufre et des esprits; que la peste ne dépend point d'un sel âcre et volatil; qu'enfin nulle part dans le corps et la masse humorale, il n'existe point d'acide de *Tachenius*, de *Bontekœ*, d'*Overcamp*, acide qui, porté à la peau, produise les maladies cutanées, l'arthritis aux articulations, les coliques dans les intestins, la strangurie dans les voies urinaires, sans parler de tant d'autres opinions enfantées dans le délire de l'imagination, et qui occupèrent pendant plus d'un siècle une multitude de génies très-ardens, qui eussent pu s'occuper plus avantageusement. Toutes ces rêveries puériles furent enseignées et inculquées du haut des chaires par les maîtres de l'art; tous ceux qui n'étaient point de cet avis furent livrés au mépris, et l'on taxait, à grands cris, de l'ignorance la plus crasse les Anciens, dont les écrits furent diffamés avec une insolence cinique. C'est ainsi que *Paracelse*, entr'autres, se comporta : se trouvant un jour dans un accès violent de sténie, il brûla en pleine école les œuvres d'*Avicenne* et de *Galien*.

La secte des mécaniciens et des hydraulistes, qui succéda à celle des chimistes, quoique moins ardente que celles dont nous venons de parler, n'eut cependant point des succès plus heureux. La circulation du sang, que *Harvey* découvrit peu de temps avant, ouvrit un nouveau champ à l'imagination, et fit regarder le corps humain comme une machine hydraulique, à laquelle on fit l'application de toutes ses lois connues, pour pouvoir, de cette manière, expliquer tous les phénomènes, soit de la santé, soit des maladies, de sorte qu'en peu de temps on n'entendit plus parler que de tubes capillaires, de volume, de gravité spécifique, de cohésion plus ou moins grande, de figures angulaires dans les élémens de nos fluides, qui, semblables à des coins microscopiques, rompaient les solides; de divisibilité de molécules, de globules constituant les fluides de notre corps : on crut alors le globule de sang composé de six autres séreux plus petits, lesquels pouvaient encore se subdiviser en infiniment plus petits; on imagina des séries de vaisseaux proportionnés, propres à recevoir toutes ces variétés de fluides, et le corps humain devint ainsi un aggrégat immense de petits canaux, dont les nerveux étaient les plus petits, les sanguins les plus grands, et les lymphatiques ceux de moyenne grandeur, d'où naquit ensuite la théorie célèbre jusqu'à ces derniers temps, *par erreur de lieu*, créée et soutenue avec la plus grande constance et le plus courageusement par le génie sublime de *Bœrhaave*. A la suite de ces brillantes chimères, dans lesquelles on ne fit aucune mention du plus essentiel, du plus certain, et du moins connu des élémens, c'est-à-dire, du principe vital, on adopta un nouveau langage dans la pratique médicale; on classifia les médicamens en atténuans, en adoucissans, émolliens, incisifs, désobstruans, incrassans, astringens, ce qui ne produisit cependant point d'erreurs funestes au genre humain, parce que, malgré tout ce babil, le hasard fit qu'on respectât l'ancienne médecine d'observation; ainsi résulta qu'avec une compagne aussi fidèle, on s'occupa plutôt à faire concorder la théorie avec la pratique, en l'appliquant aux faits journellement observés, qu'à altérer les faits pour les faire cadrer avec des systèmes erronés. En effet, studieux élèves, il n'en est aucun parmi vous qui ne connaisse par exemple les écrits de Bœrhaave : vous savez tous que cet homme doué d'un génie rare et des plus vastes connaissances, avait allié les principes de la mécanique, de l'hydraulique, de la physique, de la chimie, avec les découvertes les plus lumineuses de l'anatomie, de la physiologie de son temps, pour en former une des plus séduisantes théories; et cependant, en fait de pratique, vous avez tous pu observer qu'il suivait la doctrine d'*Hippocrate* et de *Sydenham*.

Dans ce même temps où la secte des hydraulistes considérait les fluides du corps humain comme la partie la plus digne d'observation, et qu'elle appliquait à la circulation, aux secrétions, aux absorbtions, aux exhalations les lois physiques connues, suivant lesquelles les liquides se meuvent, et celles de l'évaporation, la secte des mécaniciens entreprit d'examiner les parties animales solides, et crut que les nerfs étaient tantôt des cordes tendues, tantôt relâchées; dans les muscles elle vit des puissances mettre en mouvement des leviers, des poulies dans la disposition de quelques parties. La chaleur animale lui parut un produit évident du frottement. La force musculaire fut envisagée comme l'effet d'une très-grande élasticité; l'estomac comme organe de la digestion, et le cœur comme poussant le sang, leur parurent deux machines de compression, douées d'une force équivalente au poids de plusieurs milliers de livres.

Mais néanmoins cette théorie, soutenue par un appareil imposant de calculs et de formules algébriques, ne satisfit point le génie toujours avide de nouveautés des philosophes médecins qui succédèrent : en même temps on commença à observer que, ni l'estomac par une force mécanique de compression, ni l'action du cœur, dont la cause motrice était inconnue, ne pouvaient en aucune manière être comparés à l'action d'un poids; que d'ailleurs la valeur en était incalculable, puisqu'on ignorait quelle part pouvait avoir aux forces productrices de la circulation le système vasculaire, le mouvement des muscles, et surtout l'action inconnue des nerfs, qui, certainement, y concourent puissamment, quoique ce ne soit point en agissant comme des laques qui entourent les extrémités artérielles, ce que pensait le célèbre *Haller;* qu'en outre les observations, tant physiologiques que pathologiques de l'économie animale, démontrèrent que les secrétions d'une multitude d'humeurs diverses, sorties de la masse du sang, ne pouvaient s'expliquer par la vélocité plus ou moins retardée du mouvement, par quelques dispositions particulières des vaisseaux ou par leurs différens diamètres. On s'aperçut bien qu'un léger frottement, produit par des fluides contre la superficie des vaisseaux souples, ne pouvait être la cause matérielle de la chaleur, parce qu'entr'autres phénomènes on remarquait un sentiment fort de froid dans l'accès des fièvres, quoique le mouvement du sang fût cependant alors augmenté; que les grenouilles et les salamandres n'ont point de chaleur, malgré qu'il y ait certainement chez elles circulation et frottement des molécules sanguines contre les parois des vaisseaux; qu'enfin l'action très-évidente du cerveau et des nerfs dans l'économie animale, action qu'avant on ignorait absolument, restait toujours incalculable.

Ce furent toutes ces difficultés et d'autres qui commencèrent la chute du crédit de la secte des mécaniciens, et qui la réduisirent presque aux abois lors de l'apparition de *Stahl.* Cet écrivain célèbre, doué d'un génie rare avec une assez grande érudition, posa pour principe fondamental de son système, que la matière par elle-même est passive et incapable de mouvement spontané, et que, par cette raison, le mouvement et toutes les fonctions dans l'animal dépendaient d'un principe immatériel qui les vivifie; que ce principe, étant intelligent, règle toutes les fonctions organiques, s'efforce de les contenir dans les bornes nécessaires pour l'entretien de la santé, et de les faire rentrer dans ses limites lorsqu'elles en sont sorties par les efforts de la maladie; qu'enfin les maladies n'étaient autre chose que des tentatives prudentes du principe régulateur pour expulser la matière morbifique, ou pour prévenir la destruction de la machine qu'il gouverne en monarque; que la mort n'arrive que lorsque le principe gouvernant immatériel, soit par indolence, soit par l'effroi que lui cause la présence d'une substance vénéneuse, s'abat, perd les forces et abandonne la direction du corps qui lui est soumis. Il est très-probable que ce grand psycologue a d'abord puisé les principes de sa doctrine autocratique de la très-ancienne secte des pneumaticiens, dans laquelle se distinguèrent *Hérophyle*, *Érasistrate*, et puis des écrits de *Perrault*, de *Wanhelmont*, dont l'archée n'était autre chose qu'un principe immatériel, régulateur de la vie dans les animaux. Je n'entrerai point ici dans un détail ultérieur au sujet de cette ingénieuse et philosophique idée, il me suffira de dire que cette secte d'animistes, au lieu d'avancer les progrès de la médecine-pratique, en ralentit, au contraire, l'efficacité; qu'elle réduisit à un état de paresse et d'attente un art qui souvent peut devenir très-salutairement actif par le bon emploi des moyens qui sont en sa puissance. Par conséquent le médecin stahlien devait se borner à diriger la marche de la maladie, et devait principalement considérer les mouvemens des humeurs vers les parties du corps auxquelles l'*archée* pouvait les diriger, afin de s'efforcer à les modérer s'ils étaient trop vifs, et à les exciter lorsqu'ils étaient trop engourdis ou trop lents.

Des dogmes insoutenables, ou quelque principe ridicule, avaient, jusqu'à cette époque, caractérisé la théorie de toutes les sectes médicales, et toutes étaient successivement tombées dans l'oubli, parce qu'elles étaient insuffissantes pour embrasser tout le vaste champ des phénomènes naturels avec toutes leurs hypothèses.

Vers le commencement de ce siècle, s'éleva le génie supérieur et transcendant de *Bœrhaave*: enrichi des plus vastes connaissances dans la physique, la chimie, la botanique, l'anatomie; de la plus grande érudition, tant dans la médecine ancienne, que dans les progrès des connaissances modernes, et ce qui est encore plus rare, doué d'un fin et juste discernement, *Bœrhaave* s'occupa du grand travail de réformer la science médicale, et d'asseoir sa partie pratique sur une base plus solide. Son systême, que vous connaissez dans toute son étendue, studieux élèves, fut *écclectique*, ou composé d'un recueil choisi parmi les divers dogmes de ses prédécesseurs; en effet, il unit et rangea avec un ordre logique la théorie humorale d'*Hippocrate* et de *Galien*, la philosophie corpusculaire d'*Epicure* et d'*Asclépiade*, le solidisme de *Théssale* et de *Thémisson*, la doctrine des méchaniciens *Bellini*, *Borelli*, de *Pitcarne*, de *Reil*, les hypothèses chimiques de *Paracelse*, de *Wanhelmont*, de *Sylvius*, les découvertes anatomiques de *Malpighi*, de *Ruisch*, de *Lœwenhœck*, de *Willis*, pour construire du tout un édifice scientifique, pompeux et séduisant, auquel il ne manqua rien pour résister à l'examen de la postérité, que d'être fondé sur une base plus solide de vérités incontestables. Mais comme ce système, quoique spécieux et soutenu par les plus savans contemporains, ne répondait point dans ses conséquences aux faits que l'on découvrait presque journellement; comme les très-importantes observations de *Lecat*, de *Whytt*, au sujet de l'influence très-prononcée des nerfs sur les systèmes vitaux, contredisaient la théorie du professeur hollandais; que la lumineuse découverte de l'irritabilité hallérienne survint; que la théorie, quoique hypothétique de *Lacaze*, et plus encore celle du célèbre *Bordeu*, qui avait un grand nombre de faits médico-pratiques en sa faveur, avaient porté les esprits les plus accrédités parmi les médecins raisonnans, à mettre plus d'attention que *Bœrhaave* à l'efficacité incontestable du solide organique vivant, dans la conservation de sa santé, et la production des maladies; et qu'enfin, que l'application pratique des remèdes, déduite de la pompeuse théorie bœrhavienne, n'avait fait faire aucun progrès à la médecine, les plus habiles praticiens, vers la moitié de ce siècle, tentèrent d'abord quelque correction dans cette théorie, puis ils s'en éloignèrent et l'abandonnèrent enfin. Alors un des plus savans et célèbres professeurs de médecine de nos temps, s'occupa dans la fameuse école d'Edimbourg, de l'établissement d'un systême plus simple. C'est *Cullen*, ce respectable Écossois, l'égal de *Bœrhaave* en talens, en connaissances, en justesse de jugement, mais plus riche en faits nouvellement découverts, et bien supérieur dans la manière claire d'exposer ses idées et la sévérité logique de son raisonnement. C'est ce qui donna une si grande célébrité dans toute l'Europe à sa théorie nerveuse, et lui acquit tant de prosélytes, dont il en existe encore un grand nombre dans les écoles les plus célèbres.

Ce grand homme, naturellement doué de toutes les qualités nécessaires pour être le restaurateur d'une science, convaincu jusqu'à l'évidence de tout le préjudice qu'avait porté aux progrès de l'art, les hypothèses sophistiques précédentes des humoristes, des chimistes, des autocrates, des hydraulistes et des méchaniciens ; pénétré par la lumière éparse çà et là dans les écrits des medecins expérimentateurs, qui, émus par une évidence de faits à laquelle on ne pouvait résister, avaient appuyé et éclairci l'influence incontestable du systême nerveux dans le corps de l'animal, tant en état de santé que de maladie, *Cullen* posa sur celle influence le fondement de son systême. De ses très-puissans et certains effets, quoique leur cause primitive fut inconnue, il déduisit avec un ordre logique, avec une séduisante simplicité, toute la pathologie, après en avoir écarté toutes les spéculations métaphysiques inutiles sur les causes éloignées des maladies ; il s'attacha uniquement à l'examen des causes prochaines sur lesquelles il calqua judicieusement sa pratique couronnée de succès. Ses écrits sont un modèle estimable de logique digne d'imitation, par rapport aux conséquences prudentes qu'on y voit déduites des phénomènes subalternes et des principes généraux plus simples ; on y observe une grande sagacité dans la recherche des causes prochaines et dans la caractérisation des maladies ; le discernement le plus fin dans le choix des moyens à employer pour la guérison, le plus sage et sincère scepticisme lorsque les faits ne sont point à l'appui de la théorie. Ce sera l'exemple le plus grand, le plus beau, le plus philosophique, éternellement imitable pour tous les médecins de nos jours et des âges futurs, que d'apprendre qu'un professeur, le plus savant peut-être de son temps, après avoir employé plus de trente ans à l'étude assidue de notre art, et l'avoir pratiqué pendant un nombre égal d'années, dise souvent : *je ne puis rendre raison d'un tel phénomène : — telle manière de guérir ne me paraît pas encore assez certaine pour pouvoir l'appeler vraiment efficace : — il n'est pas clair, que telle maladie appartienne à telle classe :* — et d'avouer encore bien plus fréquemment, *qu'il n'est pas bien assuré que tels remèdes jouissent de l'efficacité qu'on leur attribue.* Comparez maintenant, courageux élèves, cette ingénue modestie d'un vieillard avec la hardiesse de ceux qui, exclusivement pénétrés, je dirai presque armés

armés de quelques hypothèses ou systèmes; contempteurs, et ignorans de tout ce que l'on a appris jusqu'à-présent, parlent d'abord de l'homme comme s'ils connaissaient clairement tous les ressorts qui le meuvent; des maladies, comme s'ils pouvaient infailliblement les guérir toutes; des plus grands hommes, comme d'une troupe stupide d'aveugles; de toutes les sciences accessoires de l'art, comme si elles n'étaient que des subtilités sophistiques. Maintenant pour le bonheur de vos semblables, pour les progrès de votre art que vous devez aimer, pour votre gloire personnelle, faites usage de l'heureux jugement dont la nature vous a doué, et sous la conduite infaillible de la philosophie morale, prenez un parti.

Quoique ces éloges soient dûs au vrai mérite du respectable *Cullen*, je suis cependant forcé à vous avouer franchement, que son système souffre encore bien des difficultés; que les phénomènes de la nature ne servent pas toujours de base à sa classification des maladies, et que le défaut de clarté dans l'arrangement des diverses séries de maladies suivant une ordre naturel, fait quelquefois douter le médecin sur le choix des moyens curatifs à employer dans la pratique. Ces difficultés en effet lui suscitèrent, dans la même école d'Édinbourg, le plus grand adversaire qu'il put avoir, et lui firent opposer le système le plus séduisant et le plus vraisemblable parmi les systèmes médicaux qui furent imaginés pendant la longue suite de vingt-deux siècles.

Vous savez déjà, savans auditeurs, que je veux

vous parler de l'Ecossois *Brown*, dont la sublime et simple doctrine a gagné ou échauffé et agité les plus célèbres écoles et génies médicaux de notre âge. Si la simplicité des principes, la sévérité du raisonnement dans les conséquences, la force du jugement dans l'examen des phénomènes de la nature, l'emploi prudent de la philosophie inductive, et l'esprit d'analyse dans l'examen des fonctions animales sont, comme cela est en effet, des élémens nécessaires pour établir un bon et durable système, il paraît assurément, que celui de *Brown* doit mériter une préférence décisive sur tous ceux qui, jusqu'actuellement ont paru dans la médecine; aussi n'est-il pas étonnant qu'il ait, sous les yeux mêmes du célèbre *Cullen*, trouvé une foule nombreuse de sectateurs. Le nombre en eût été bien plus grand encore, si les qualités morales de *Brown*, le ton rude d'une orgueilleuse jactance, et le mépris le plus insultant pour les prédécesseurs les plus estimés, les contemporains les plus respectables, je dirai presque pour la postérité, n'eussent rendu bien des personnes sensées ses ennemis; car il est dans la nature, que les hommes ne pardonnent pas facilement à ceux qui les humilient. C'est un vrai malheur pour la science, que le philosophe qui examine tranquillement les écrits de *Brown*, y trouve souvent, avec regret, les plus grandes vérités et les étincelles les plus brillantes du génie inventeur, confondues avec des sentimens peu convenables de courroux et d'envie. Je présume que ce caractère acariâtre de *Brown* tenait probablement à un travail extraordinaire, et à un tempérament habituellement irrité par cet aiguillon continu, accablant et inconnu, qui rend sombre, et que les anciens nommaient *atrabile*.

La doctrine de *Brown* repose sur deux principes fondamentaux et sur deux innovations marquantes qu'elle introduisit dans la physique animale et la médecine. Il serait superflu d'entrer en plus de détails sur cette sublime et singulière doctrine, en un lieu d'où sont sorties les belles productions qui ont répandu cette doctrine dans toute l'Italie, et l'ont rendu célèbre. Le premier principe tout-à-fait neuf et extraordinaire est, que la force qui constitue la vie animale, et qui est la cause de toute l'activité étonnante des êtres organisés, n'est point une force active, mais une simple puissance propre à être mise en activité par des stimulans extérieurs, sans lesquels la vie n'a point lieu, et l'animal, le mieux constitué, ne jouit cependant que de la capacité de vivre. Le second principe est, que toute action sur la matière vivante, soit pour exercer les fonctions vitales, soit pour produire les maladies, ou pour en procurer la guérison, ou finalement pour faire naître la décomposition par la mort, s'exécute uniquement par la voie des stimulus. La force, propre à produire la vie, est appelée *excitabilité;* l'action des stimulans, *excitation*; tous les stimulans, *substances excitantes*.

De ces données les plus simples, l'auteur déduit clairement, par la dialectique la plus prévoyante, toute la pathologie qui est courte, la thérapeutique qui est fondée sur deux seules indications générales, donner des forces et affaiblir; enfin, la matière médicale, qui comprend une courte série de médicamens. Le juste équilibre entre l'action des stimulans et l'excitabilité constituent l'état de santé; le défaut de cette action produit les maladies de faiblesse directe, dites *asténiques*. L'excès de cette action, porté jusqu'à un certain degré, constitue les maladies dans lesquelles il y a vigueur excessive, dites *sténiques*; et de cet excès trop prolongé ou illimité, naissent les maladies de faiblesse indirecte, et la mort. Ces propositions assez difficiles étant admises, quoiqu'elles soient susceptibles d'une réfutation dans leur application générale, il s'en suivrait que toute la médecine pourrait être contenue en quelques pages, et peu d'étude suffirait pour former le médecin, car des moyens simples et en petite nombre guériraient le malade. On ne peut cependant nier que la doctrine de *Brown* n'ait répandu une grande lumière tant sur la théorie que sur la pratique médicale; qu'elle n'ait fait naître dans l'esprit des médecins, des doutes grands et fondés sur toutes les théories précédentes, et qu'enfin l'imagination ne reste éblouie et surprise dans les premières pages des élémens de *Brown* : mais lorsque l'enthousiasme, causé par l'étonnement qu'a produit la simplicité inouie des nouveaux principes, s'est un peu calmé, et que le médecin, instruit dans son art, se rappelle la longue suite des faits connus tant physiologiques que pathologiques, il voit, quoique les maximes générales soient vraies, qu'il convient cependant de les modifier plus d'une fois dans la pratique, ou qu'elles exigent encore un grand travail, pour être d'une application générale. Ainsi, lorsqu'on observe que l'homme pense en rêvant, que le somnambule se meut et agit sans aucune cause stimulante externe, on est très-fondé à soupçonner, qu'indépendamment de la vérité incontestable, qui caractérise la théorie de l'excitabilité dans les systêmes vasculaires, glanduleux, visceraux, il y a encore un principe intrinsèque, actif, producteur de la vie et du mouvement dans le cerveau et les nerfs; que, si on voulait le compter dans la classe des stimulus, puisqu'on le voit inhérent et inséparable du systême nerveux, il deviendrait plutôt un jeu de mots, qu'une force vitale interne et active.

Lorsqu'après une longue expérience au lit du malade, on observe la grande variété des maladies, dans lesquelles quelques systêmes particuliers, seulement du corps animal, sont atteints en totalité, tandis que d'autres restent intacts, on finit par douter si l'excitabilité est une propriété indivisible, une et égale dans toute la machine, ou si chaque systême dans l'animal composé en a sa part (1); lorsqu'on examine l'action momentanée de quelques venins, qui tuent sans désor-

(1) Une multitude de phénomènes qu'on observe dans le corps animal, semblent prouver que l'excitabilité y est diversement modifiée dans les diverses parties; ce qui dépend probablement de leur différente structure. Les théories de la secrétion et de la nutrition exposées par *Darwin*, de la vie particulière développée par *Blumenbach*; celle du sentiment particulier des nerfs, éclaircie par *Plattner*, et d'autres phénomènes semblables, ne peuvent se comprendre et s'expliquer jusqu'ici, qu'en admettant une modification de l'excitabilité dans tout le systême de l'animal composé.

ganiser, on ne peut se persuader qu'ils aient en peu de temps détruit la machine par la seule action de leur puissance stimulante, en faisant naître une faiblesse indirecte et homicide (1). Lorsque l'expérience infaillible a fait voir les défauts organiques passer par plusieurs générations, tels que des familles à six doigts, on peut soupçonner qu'il y a des maladies héréditaires. Quand on voit le systéme nerveux, altéré par la raphanie, quoiqu'en un intervalle de temps très-long; les plus tendres enfans, supporter sans effet des doses étonnantes des stimulans les plus efficaces, tels que l'opium, l'émétique, le musc, on finit par soupçonner que la réaction de la fibre animale contre ces remèdes, ne vient pas seulement de l'excitabilité

La réproduction de l'excitabilité dans l'animal vivant, doit encore faire, et le fait en effet, l'objet de recherche chez les modernes, qui s'aperçoivent aussi, sous ce rapport, de la défectuosité du systême de *Brown*. Il y a en effet bien des puissances, telles que la calorique, l'électricité, la lumière, l'oxigène, qui n'agissent point sur le corps humain comme simples substances stimulantes, mais elles impriment aux nerfs une certaine vigueur, en vertu de laquelle il paraît que l'excitabilité, au lieu de s'épuiser, se renforce, et devient plus susceptible de sentir l'action des autres stimulans; ou bien, comme l'a dernièrement écrit le professeur *Brera* (*annotazioni medico pratiche sulle diverse malattie trattate nella elinica medica di Pavia; fol.*, *parte prima*, *discorso preliminare*, §. XIX, e segg.) que l'excitabilité s'accumule et s'agrandise en même temps.

(1) Qu'on lise à ce sujet le petit ouvrage de DEHAEN, *oratio de usu venenorum in medicina;* Lipsiæ, 1775, in 8°. L'anglais CRICHTON a fait diverses observations intéressantes sur certains venins qui épuisent l'excitabilité, sans augmenter d'abord l'action des fonctions animales; tels sont p. ex. l'eau du laurier-cerise, le suc de la plante dite *Ahovei*, qu'emploient les sauvages d'Amérique pour empoissonner leurs flèches etc. Consultez l'aphorisme 9 de son ouvrage: *An inquiry into the nature and orrigin of mental derangement;* London, 1798.

répandue dans toute la matière organique vivante, mais que l'action très-connue du cerveau et des nerfs dans leur perfection, y concourt aussi. Finalement, lorsque l'observation pratique démontre que, dans les fièvres intermittentes le quinquina, le mercure dans la vérole, l'ipécacuanha dans les douleurs utérines après l'accouchement, l'éther avec l'esprit de térébenthine contre les calcus biliaires, et d'autres remèdes semblables, s'ils ne sont point des moyens exclusifs et spécifiques, sont au moins constamment les plus sûrs et ceux qu'on employe avec le plus de succès. D'après tout ceci, le praticien prudent est tenté de croire que, pour perfectionner la théorie de *Brown*, il convient seulement de trouver quelque modification pour la théorie des médicamens, généralement considérés comme seuls stimulans (1).

---

(1) DARWIN a prétendu démontrer que tous les stimulans agissent par deux manières différentes, c'est-à-dire, par une force méchanique et par une force chimique. La même chose fut assurée par REIL dans son mémoire sur la force vitale, (voyez BRERA *commentari medici decade prima*, tom. I, 11.) Ne connaissant la doctrine de DARWIN que par quelques extraits insérés dans nos ouvrages périodiques, je ne puis en porter le jugement que mes auditeurs en eussent desiré, et moins encore raisonner sur quelques points, qui d'ailleurs paraissent très-intéressans ; peut-être qu'un jour, la théorie des stimulans pourra être éclaircie par les belles expériences, faites par notre célèbre professeur VOLTA, par rapport aux différentes saveurs que produisent sur la langue les deux espèces d'électricité, comme il sera démontré au long, par le docteur TOURDES, dans son manuel du physiologiste, ou *propositions fondamentales de la science de l'économie animale;* ouvrage dans lequel le très-savant auteur se propose de publier une suite de réflexions qui ne pourront être qu'excellentes, étant écrites par un homme doué d'une si grande étendue de connaissances, et de ce jugement exquis, qui le mettent sur la voie pour devenir un des plus grands médecins de la France.

Un autre défaut dans la théorie de *Brown*, c'est de ne pas assez porter d'attention sur la masse humorale. Ce n'est point que je croie à une vitalité dans le sang, comme l'a dit le célèbre *Hunter*, ou qu'il y ait des maladies purement humorales, ainsi que le pensaient les médecins de presque toutes les sectes; mais, parce que les fluides du corps animal, n'étant peut-être autre chose qu'une matière inerte, destinée à être mise en mouvement par le solide vivifié, deviennent souvent une puissance stimulante extraordinaire, ou servent d'un véhicule prompt et efficace aux venins.

Je ne voudrais point, après cela, que l'on dise à cause de ces difficultés : *puisqu'il n'y a aucune théorie qui puisse être entièrement adoptée, si la pratique médicale n'est parvenue, à l'aide d'aucune, à la perfection désirée, si les progrès en ont même été retardés par quelques-unes, il est toujours vrai que notre art est essentiellement incertain, obscur, trompeur, et que le médecin doit être souvent en proie à une erreur funeste. Il serait donc vrai, qu'enfin il conviendrait d'abandonner tout raisonnement, de mépriser toute science accessoire, de négliger toute étude, et de s'en tenir uniquement à une observation empirique.* Non, certainement, jeunes élèves, ce serait énoncer le plus évident paralogisme (1). Les

(1) Consultez à ce sujet le mémoire de CABANIS, *du degré de certitude de la médecine*. Paris, an VI (1798 v. st.); in-8°, et l'on verra combien la médecine est utile et nécessaire, lorsque cette science est exercée par des hommes cultivés et instruits dans les différentes branches de cette science.

systèmes, les hypothèses, les théories, n'ont presque pas avancé les progrès de la pratique médicale, et les ont quelquefois même retardés. Mais ce n'est point par un défaut qui soit nécessaire et intrinsèque dans ces systèmes, c'est parce que l'esprit humain se laisse, par une sorte de fatalité, trop souvent et trop facilement entraîner à la nouveauté, avec une impétuosité qui se change inopinément en enthousiasme; parce qu'après avoir une fois imaginé et adopté une hypothèse, l'amour-propre, la caresse, la généralise, l'embellit, et, au lieu d'abandonner un champ tranquille à l'observation, pour découvrir quels sont les phénomènes naturels qui conviennent avec la théorie ou qui s'y opposent, on met tous ses soins à estropier les faits; on garde le silence sur les passages trompeurs, lorsqu'on voit qu'ils ne sont point conformes à la théorie chérie; on exalte les observations favorables, et on néglige celles qui sont contraires; on se tait sur les objections; on déraisonne, l'imagination s'échauffe, et l'on finit par être un peu moins qu'obsédé par un délire philosophique.

Ce n'est point qu'il n'y ait toujours eu, dans la foule immense des sectaires, quelques hommes sagement sceptiques, dont le jugement l'emportait heureusement sur l'imagination exaltée; qui, au lieu de s'abandonner entièrement aux spéculations théorétiques, se laissèrent plus lentement, mais plus sûrement, guider par la doctrine d'*Hippocrate*. C'est avec un si grand avantage pour l'art, que furent de ce nombre les *Sydenham*, *Rivières*, *Hoffmann*, *Ettmüller*, *Morton*, *de Haen*, *Stoll*,

Gorter, *Zimmermann*, *Lancisi*, *Baglivi*, *Balloni*, *Bellini*, *Torti*, *Cocchi*, *Morgagni*, *Pasta* et tant d'autres, avec les illustres professeurs qui honorèrent cette école, les *Valcarenghi*, *Careno*, *Borsieri*, *Tissot*, *Franck*. C'est le prudent discernement de ces hommes, qui, dans tous les âges, a préservé la médecine pratique de la pernicieuse contagion des théories souvent changeantes. En effet, si l'on parcourt avec un regard rapide l'histoire en grand de l'état de la médecine pratique, pendant les vingt-trois siècles, desquels nous conservons les annales de l'art, on ne verra point sans étonnement que, malgré la multiplicité des différentes sectes opposées et contradictoires entr'elles, qui dominèrent à différentes époques, la diversité des opinions qu'eurent les médecins dans l'exercice pratique de l'art, elles ne se réduisirent cependant qu'à deux classes générales. Les uns choisirent de préférence la médecine expectante et observatrice de la nature, et les autres employèrent la médecine efficace et agissante. A la première classe appartient la secte dogmatique, fondée par *Hippocrate* sur les principes d'*Herodicus*, cultivée après par *Galien*, et adoptée ensuite par *Sydenham*, *Stahl*, *Baglivi*, *Hoffmann*, *Bœrhaave*, et par tant d'autres dont les noms sont chers à l'humanité, et célèbres par leur prudence médicale. La seconde classe comprit les médecins appelés *méthodistes*, qui furent *Asclépiade*, *Thémisson*, *Thessale*, *Cœlius Aurélien*, *Soranus*, *Prosper Alpin*, et la secte excitabiliste de *Brown* en dernier lieu. Les premiers voulaient observer les maladies, aider la nature sans lui faire violence, et attendre en avouant modestement qu'il leur manquait encore bien des connaissances dans tout ce qui appartient à l'économie animale. Les méthodistes, se fiant plus à leurs connaissances, préfèrent d'agir, en obligeant, pour ainsi dire, la nature à seconder leurs indications. Les premiers, dans les cas heureux, n'ont que le mérite de contribuer à la guérison; les seconds font des efforts pour guérir efficacement : ceux-ci, dans les cas malheureux, donnent vigoureusement la mort, et les autres au contraire, avec leur prudente inaction, laissent seulement mourir.

Studieux élèves, c'est dans ce double chemin périlleux qu'il faut avancer; c'est entre ces deux méthodes opposées qu'il faut à présent choisir. Vous, qui vous disposez à entrer dans l'exercice de l'art, c'est de ce choix important que dépendent votre réputation, le bonheur de vos concitoyens, le salut public. Vous avez déjà fait une ample récolte de grands, précieux et très-utiles secours dans les sciences accessoires, telles que la physique, l'anatomie humaine et comparée, la physiologie, la pathologie, la matière médicale, la chimie, l'histoire naturelle, la botanique, la chirurgie, par le moyen des profondes connaissances que possèdent les respectables professeurs, qui, par leurs travaux, honorent l'Italie, augmentent l'éclat de notre célèbre université, et étendront considérablement les bornes du savoir humain. Mais appliquer les connaissances anatomiques, même les plus exactes, au corps humain vivant, les notions physiologiques à l'homme, dont les fonctions sont si étonnamment viciées par les diverses maladies, les pathologiques qui sont énoncées systématiquement, avec un ordre méthodique pour l'irrégularité fréquente des maladies compliquées; introduire, sans danger, les substances que fournit la matière médicale, la chimie, la botanique, dans la machine humaine douée de nerfs dont l'action nous est théorétiquement inconnue, les mettre en contact immédiat avec les parties organisées et vivantes, dont on ne peut souvent définir l'altération, ni en genre, ni en grandeur; enfin éviter le péril d'altérer et de détruire la masse considérable des humeurs animales composées, pendant qu'on stimule le solide vivant avec divers remèdes : ce sont là les problèmes difficiles que ne peuvent résoudre toutes les sciences accessoires, malgré les progrès étonnans qu'elles ont faits, et la plus grande lumière qu'elles ont répandue, principalement dans ces derniers temps. Voilà cependant ce que vous devez journellement résoudre au lit du malade, en présenee de l'homme souffrant, qui confie à vos lumières, à votre probité, à votre prudente circonspection, le don le plus précieux de la nature, sa propre existence. Un des indices les plus sûrs d'une république bien constituée, écrivait déjà *Platon*, c'est d'avoir, dans son sein, des juges et des médecins excellens; et c'est à cette importante fin, que tendent les sages et prévoyantes dispositions des gouvernemens éclairés qui, dans les lycées publics, établirent des chaires de médecine clinique. C'est la seule observation diligente, qui peut remplir les vides qu'a laissés jusqu'ici dans notre art, l'ignorance de tous les rapports qui existent entre l'animal et le nombre infini des corps qui l'environnent, le pénètrent, le nourrissent, l'altèrent, l'incommodent, le guérissent et lui donnent la mort.

C'est l'observation seule, bien faite, qui transmet à la postérité les noms des plus célèbres praticiens, qui, souvent très-heureux dans leur pratique, furent des théoréticiens moins que médiocres. La postérité impartiale les juge, non en raison des volumes qu'ils ont écrits, mais des faits avérés qu'ils ont recueillis et publiés. Il faut être averti, qu'observer n'est, en aucune façon, synonime de voir, et que le médecin digne du titre d'observateur, doit être premièrement instruit du plus grand nombre possible des faits analogues à ceux qu'il a sous les yeux; d'où il suit, qu'une étude assidue et la lecture sont nécessaires. Il faut ensuite considérer la maladie observée sous toutes, ou du moins ses principales relations et les différences dans lesquelles elle peut se trouver avec les autres désordres du corps humain; d'où naît la nécessité d'un bon jugement et d'un juste discernement. Il faut ensuite comparer, autant que cela se peut, la maladie interne observée avec les lésions analogues extérieures du corps humain, lesquelles étant soumises à nos sens, répandent directement une grande lumière; de là, une grande utilité pour le médecin, de posséder des connaissances chirurgicales (1). Il faut ensuite décrire, avec une

(1) Le médecin ne peut en aucune manière se dispenser de l'étude de la chirurgie; et la nécessité de réunir ces deux sciences,

exactitude fidèle et avec précision, l'histoire des maladies ; s'instruire, par la dissection, des ravages faits lorsque la mort arrive, ce qui rend nécessaire l'étude de l'anatomie, tant pour distinguer ce qui fut probablement la cause de la maladie (1), que ce qui en fut l'effet ; enfin, recourir, le plus souvent possible, à l'emploi de la philosophie expérimentale et inductive (2) ; ce qui ne peut se faire que par un médecin déjà instruit dans la physique, la chimie, et dans les principales parties de la science de la nature.

Après tout ceci, comme les connaissances en tout genre, surtout quand elles sont étendues et variées, ne peuvent être claires et distinctes, lorsqu'elles ne sont point mises en ordre dans notre esprit, il est nécessaire d'adopter, sans enthousiasme, un système quelconque, auquel on puisse rapporter, avec méthode et avec un certain ordre, le fruit des observations médicales.

J'ai parlé sans enthousiasme, parce qu'il enlève la libre faculté de réfléchir impartialement et de juger. Ainsi, par exemple, quand nous adopterions la plus simple, la plus lumineuse des

---

pour pouvoir ensuite bien traiter les diverses affections du corps animal, se confirme encore aujourd'hui de plus en plus. Voyez *Bramfilla in proemio tom. 1 act. academ. josephinæ medico-chirurgicæ. Franck, discursus inauguralis de instituendo, etc.*

(1) C'est encore pour cet objet que l'étude de cette science, si utile au médecin praticien, mérite d'être cultivée soigneusement, comme l'expérience nous le prouve chaque jour. Voyez le discours du célèbre professeur *Scarpa, de promovendis anatomicarum administrationum rationibus.*

(2) Surtout en travaillant à faire des expériences avec quelque nouveau remède. Voyez *Carminati Hygiene therapeutice et materia medica;* vol. I, cap. 4.

doctrines, qui nous soit parvenue, celle de *Brown*, nous ne regarderions point comme un axiome démontré, que la vie soit un état purement passif; ce doute ne nous inquiétera point, parce-qu'il n'a aucune influence sur la pratique médicale. Nous retiendrions la théorie générale des *stimulus*, mais, sans nier la possibilité d'une autre manière d'agir pour les venins et les contagions, parce que la cure de ces maladies n'en devient point différente. Nous admirerions et donnerions des louanges au génie sublime de *Brown*, mais sans mépriser tous les grands hommes qui, avant lui, pratiquèrent la médecine, puisqu'ils guérirent en tout temps et sans sa doctrine, et qu'il existe des faits assez grands, pour assurer que la mortalité, en général, n'a point diminuée par l'usage plus libéral qu'on fait des excitans dans les hôpitaux (1).

(1) Dans le grand hôpital civil de Milan, où l'on peut environ compter quinze cents malades par jour, en tenant compte de quelques années consécutives, on a observé que, malgré l'usage considérablement augmenté, et même doublé en certains cas, des remèdes excitans, tels que vin, camphre, cordiaux, liqueur anodine, esprit de corne de cerf succiné, opium, etc., la mortalité cependant n'avait point sensiblement diminuée, en la comparant avec celle des temps antérieurs, dans lesquels on stimulait bien plus sobrement. Je vois bien que, pour déduire de ces observations une conséquence concluante pour ou contre le système excitant, il faudrait faire entrer dans le calcul différens détails, p. ex. la qualité des maladies dominantes, le mode d'application de la médecine excitante, l'état des saisons, et peut-être encore la considération de quelques circonstances accidentelles, etc. Cependant, en considérant un aussi grand nombre de malades, et en confrontant l'observation de quelques années consécutives, il paraît qu'on peut, avec raison, conclure qu'au moins cette méthode n'a pas encore procuré à l'humanité des avantages assez décisifs, assez évidens, pour qu'on condamne absolument toutes celles qui furent suivies dans la médecine pratique, avant l'introduction du système *brownien*.

Tandis que je vous communiquerai, studieux élèves, le faible fruit de ce peu de lumière que les études et la longue observation de beaucoup d'années m'ont acquise, vous, doués d'un génie vif et pénétrant, vous pourrez vous appliquer avec cette force propre à votre âge, et laisser encore loin derrière vous votre maître, dont les pas sont lents; perfectionner l'art, interroger la nature, et l'obliger, par votre assiduité, à vous révéler ses secrets les plus cachés. Si, pour courrir cette difficile carrière, vous avez jamais besoin de quelque encouragement, jettez un regard sur les modèles brillans que vous présentent ces illustres maîtres qui nous entourent; rappellez-vous souvent leurs sages préceptes, consultez et étudiez leurs excellens ouvrages, suivez les dans leurs recherches savantes; en agissant ainsi, vous deviendrez assurément des hommes utiles à la société, vous mériterez bien de la patrie, vous serez chers à vos concitoyens, en un mot, médecins respectables et respectés.

www.ingramcontent.com/pod-product-compliance
Ingram Content Group UK Ltd.
Pitfield, Milton Keynes, MK11 3LW, UK
UKHW021207230726
13926UKWH00001B/357